Ama Fleud-Floyd

Generell psyke relativitetsteori

∗∗∗

Bok 20

∗∗∗

Lære om psykologi

∗∗∗

***

Lære om primær og sekundær somatose

***

***

Til Gud, foreldrene mine og verden

***

Til mine elskede foreldre -

De viste meg menneskehetens evige mønster.

***

***

„Og den største av dem er kjærligheten"

***

***

***

Her starter som den siste av alle vitenskapene vitenskapen om psyke.

∗∗∗

∗∗∗

∗∗∗

Den sanne vitenskapen starter med en definisjon av gjenstanden for studiene. Pseudovitenskap gir en historie, mer eller mindre interessant, men ingen definisjon.

Det er millioner av bøker og arbeider som omhandler psyken og dens lidelser. Har du noen gang møtt en definisjon av psyken i noen av dem? En gyldig definisjon over hele verden?

Resten er stillhet?

Bestem deg etter at du har lest alle bøkene i dette arbeidet.

***

***

***

Definisjon

Psyken er en prosess med en nåværende symbolsk utveksling mellom subjektet til psyken og dets nåværende miljø (subjektiv definisjon).

Psyken er en prosess med en aktuell symbolsk utveksling mellom to emner i psyken (objektiv definisjon).

***

***

***

Forord

***

***

1.

I mitt arbeid forklarer jeg denne definisjonen. Min definisjon av psyken definerer det som et dynamisk fenomen. Ikke statisk slik psyken ble forstått og beskrevet til nå.

2.

Med andre ord er alle statiske beskrivelser av psyken bare

metaforer. Det betyr at hele psykologispråket hittil, med utgangspunkt i Freuds arbeider og millioner av bøker fra andre forfattere, i virkeligheten skal sees på som en slags poesi og ikke, selvfølgelig, som et vitenskapelig forfatterskap! Imidlertid har det blitt forstått til nå bokstavelig! Og på en slik måte villedet en falsk vitenskap sivilisasjonen og millioner av lidende mennesker.

3.

I mellomtiden er det absurd at en slik åpenbar for alle uttalelser høres ut som en stor oppdagelse at psyken ikke er et observerbart objekt. Tross alt har ingen noen gang sett det! Så vi kan verken observere det, eller beskrive det som et objekt.

4

Denne absurde er mer absurd enn situasjonen før Copernicus angående den åpenbare vanlige observasjonen om at solen beveget seg på himmelen. Alle kunne se det med egne øyne. Og fremdeles var Copernicus den eneste som satte spørsmålstegn ved denne vanlige observasjonen.

5.

 Faktisk var det erklæringen fra Copernicus som var absurd! På en måte, i motsetning til det observerbare faktum, ble Copernicus-erklæringen på en rettferdig måte avvist av datidens vitenskap.

Vitenskapen foran ham hadde et observerbart bevis på hva som beveget seg og hva som ikke gjorde. Likevel kunne det endelige beviset bare få de av oss som kunne se jorden fra det kosmiske rommet. Det betyr at observasjonen, som et grunnlag for all vitenskap, ikke er nok til å være avgjørende. Synspunktet til observasjonen er avgjørende.

II

1.

Jordens overflate var et feil synspunkt å avgjøre om solen beveget seg rundt jorden eller var det omvendt. Men inntil det 20. århundre var det det eneste tilgjengelige synspunktet, så inntil kosmiske turer var observasjonen at solen beveger seg rundt jorden helt forsvarlig.

2.

Med arbeidet mitt vil jeg vise at i tilfelle av psyken er det også spørsmålet om synspunktet.

3.

Inntil nå var psykologien grunnlagt på det statiske synspunktet på psyken. Psyken ble beskrevet av Freud, grunnleggeren av det 20. århundre psykologi, som et statisk objekt. Det ble delt av ham på en typisk statisk måte i porsjoner, som: "ego", "superego", "id", "consiousness", "underbevissthet". Det var en slags en magisk verden med sine gåtefulle statiske strukturer, en verden av gjenstander som er helt underlige for folks hverdagsliv. Og dermed nødvendigheten av en oversetter som en psykoterapeut skal være. Det antas av en klient at psykoterapeuten kjenner psykeens gåtefulle verden og vil være i stand til å beskrive den på et språk som alle forstår.

4.

Denne tilnærmingen ligner mye slik de åndelige gruppene fungerer. Både når det gjelder så langt psykologi og åndelige grupper er det en gruppe mennesker som "kjenner" den "hellige" kunnskapen om henholdsvis psyken og den åndelige verden, og det er resten av folket som kjenner ingenting eller vet bare så mye som de som "vet" vil fortelle dem. To verdener: sakrum (verden der bare de som kjenner har tilgang til) og profanum (klientene til de som kjenner).

5.

Egentlig, hva er denne "hellige" kunnskapen om psykologien til nå?

Det er en oppfunnet og hele tiden nyoppfunnet historie om sakrummet - en gåtefull verden av psyken, der ingenting er sikkert, alt mulig, og den viktigste rollen spilles av de som "vet" å fortelle en klient en historie om psyken.

III

1.

Den største av historiefortellerne i psykologien til nå, som Freud, var de hvis historiene var de mest originale og … rare. Hvorfor rart? Fordi "sakrummet" ikke kan være så banalt som "profanum", hvis de skulle være tydelig atskilt fra hverandre. Uten denne separasjonen ville det ikke være behov for de som "vet". Dette forklarer hvorfor "psykologi" hittil ikke har kommet til en vitenskap.

2.

Vitenskapen er en ødelegger av korsbenet, fordi vitenskapen oppdager lovene for å forstå verden. Og verden styrt av lovene er ikke lenger gåtefull. På denne måten blir korsbenet profanum. Som en konsekvens er de som "vet" overflødige. Å kjenne naturens lover og bruke logisk tenkning er nok til å komme videre i profanum-verdenen. Alle kan gjøre det.

3.

Dette er grunnen til at de som "vet" i "psykologien" til nå, er de siste som prøver å etablere og popularisere lovene som hersker over psyken (hvis de tilfeldigvis oppdager dem). En dag, når psyken blir vitenskapen, vil være deres siste dag. De vil kjempe før, men ethvert reelt forsøk på å få psykologien til å bli vitenskapen.

4.

Når det gjelder psyken, godtar alle fra sin egen erfaring at det eksisterer. Spørsmålet er bare at ingen noen gang kunne se det med øynene som et observerbart objekt. Ikke desto mindre aksepterer alle dets metaforiske beskrivelser som om de var fra et observerbart objekt. Hvorfor?

5.

For inntil nå har ikke folk hatt noe valg! Det samme som inntil Copernicus. Det var ikke noe alternativ. Folk tror på hva forfattere skriver. Du får hendene dine alternativet til beskrivelsen av psyken til nå.

IV

1.

Så, hva kan vi si om psyken? Vitenskapelig sett bare dette som kan observeres. Selvfølgelig, som eksemplet fra Copernicus viser, er observasjon i seg selv ikke en garanti for at det vi ser er det vi ser. Men i tilfelle av psyken er det bare det motsatte av tilfellet Copernicus. Fordi observasjonen av så langt ser ingenting!

2.

Inntil kosmiske reiser vitenskapelig prosedyre basert på observasjonen, som er den betingelse sin qua non for den sanne vitenskapen, kunne ikke akseptere beregningene til Copernicus. Selv om de matematisk sett så riktige og sannsynlige ut. Med andre ord, Copernicus, 400 år før observasjonen fra det kosmiske romets synspunkt, ga matematiske argumenter for at observasjonen fra jordoverflaten var feil.

3.

Min rolle i historien om psykeutforskningen er det motsatte av rollen som Copernicus spilte i utforskningen av kosmos.

4.

Kopernikus med matematiske argumenter beviste nemlig at beskrivelsen av observasjonen av solbevegelsen på himmelen bare var en forkledning av det sanne. Og feilen ved den falske observasjonen besto i et galt synspunkt på observasjonen av solbevegelsen.

5.

Jeg prøver på sin side med logikk, biologi, fysikk, kjemi og evolusjonære argumenter å bevise at beskrivelsen av den gjeldende psyken basert på ingen observasjon også bare er en forkledning av det sanne. En forkledning som er den samme oppfunnet som den var før Copernicus.

V

1.

En ting hopper imidlertid til øynene. Mennesker for 2000, 1000 og 400 år siden så ut til å være bedre tenkere enn mennesker i dag! Hvorfor?

Disse eldgamle menneskene, selv om de har feil i beskrivelsen av solbevegelsen, blir unnskyldt av argumentet om observasjonen til deres fordel.

Mennesker fra det 20. århundre tror igjen på en beskrivelse av psyken basert på argumentet om ingen observasjon ...

2.

 Min rolle i dette vendepunktet for psykeutforskningen er å stoppe epoken med beskrivelser av psyken basert på ingen observasjon. For å gjøre denne observasjonen mulig måtte jeg søke etter en mulighet til å observere psyken. Og denne muligheten kunne bli funnet, men ikke der hvor millioner og millioner av mennesker ikke har funnet den før meg. Det ble ikke funnet i den statiske dimensjonen av virkeligheten.

3.

Mitt kopernikanske gjennombrudd var å flytte mitt synspunkt på psykeobservasjonen fra den statiske dimensjonen til virkeligheten til den dynamiske. Og denne handlingen gjorde hele forskjellen. Jeg kunne endelig observere og definere hva psyken er. Definisjon av psyken i hånden, jeg kunne starte vitenskapen om psyken.

4.

  Og det som kan observeres er et dynamisk fenomen. Den dynamiske prosessen!

  Denne dynamiske prosessen kaller jeg i min definisjon av psyken - den nåværende symbolske utvekslingen! Det betyr at det ikke er mulig å snakke om en persons psyke. Det finnes ikke. Det som eksisterer er bare psyken som en øyeblikkelig symbolsk utveksling. Det betyr at psyken til en person er en sekvens av uendelig små øyeblikkelige symbolske utvekslinger, det samme som lyset er sekvensen av uendelig små fotoner av lys.

Av denne grunn kan psyken som en prosess forstyrres, men kan selvfølgelig ikke være syk

(!), Og av denne grunn (ikke den eneste) er tittelen på dette verket:

„General Psyche Relativity Theory".

5.

(Selvfølgelig vil du fremdeles finne uttrykk som minner om tiden for de statiske psykebeskrivelsene (to poler, interpolært rom, …).

Jeg kunne imidlertid ikke begynne å skrive om psyken

ved å bruke språket som du ikke forstår, min kjære Leser, allerede fra de første sidene. Av en veldig enkel grunn: ingen før meg skrev om psyken som om et dynamisk fenomen, som lyset eller tiden.

 Du lurer kanskje på hvorfor jeg er den eneste som behandler psyken som et fenomen og ikke som et objekt. Svaret er enkelt. Fordi jeg har aldri sett psyken, og jeg har aldri hørt at noen har gjort det. Likevel eksisterer den! Konklusjonen er en: det er et dynamisk fenomen.)

Lære

1.

Hvorfor somatosen?

Den primære psykosen er en idé for en slik avvikelse av angstpsyken, slik at denne psyken kunne komme ut av angstoverbelastningen, før evolusjonen utviklet bevisstheten så sterk at bevisstheten var i stand til å overvinne angsten. Men før den primære psykosen dukket fenomenet somatose opp i løpet av evolusjonen som den første konsekvensen av angsten.

2.

I mellomtiden er somatose den samme aberrasjonen i funksjonen til menneskekroppen som psykosen i den menneskelige psyken er! I begge tilfeller har vi å gjøre med avrealiseringen av prosessens funksjonelle sans.

3.

 Og så, i tilfelle av primærpsykose, blir den psykologiske prosessen så uvirkelig, dvs. løsrevet fra virkeligheten at psyken beveger seg til et høyere enn reelt funksjonsnivå, til et symbolsk nivå. På dette nivået blir angsten fratatt den katastrofale skadeligheten i sin fysiske dimensjon, og i den symbolske dimensjonen blir angsten en faktor som inspirerer til et kreativt symbolsk liv.

4.

Hva med somatose? Her blir den virkelige fysiologiske prosessen erstattet av en uvirkelig, ikke-fysiologisk prosess, dvs. en prosess definert av medisin som en sykdomsprosess. Vi kan derfor med rette se en analogi mellom den uvirkelige prosessen som kalles kroppsfunksjonens sykdomsprosess og den uvirkelige prosessen som kalles psykosen i psykefunksjonene.

5.

Mens psykosen viser seg å være en ekstremt verdifull prestasjon for den menneskelige arten, ettersom den åpner en ny dimensjon av tilværelsen - den symbolske dimensjonen, er spørsmålet om somatose også gir mening ekstremt risikabelt.

II

1.

La oss si det tydelig. Alle menneskelige sykdommer er bare somatoser!

Og sykdomsprosessen til enhver sykdom, spesielt en endogen sykdom, det vil si en som ikke oppstår som et resultat av interferens fra en ekstern faktor, er ingenting annet enn en løsrevet fra den fysiologiske virkelighetsfunksjonen til et gitt organ i kroppen . Og selv i tilfeller av en eksogen sykdom, er påvirkningen av en ekstern faktor begrenset til å indusere derealisering av den fysiologiske prosessen og derfor til det samme som vi har å gjøre med en endogen sykdom med. Så analogien mellom psyke og somatikk er perfekt!

2.

For at denne analogien skal være virkelig perfekt, mangler det likevel parallelliteten til to elementer. Nemlig:

årsakselementet og effektelementet. Hvis de også var analoge, ville vi bevise den vanlige opprinnelsen så vel som sunn fornuft til psykose og somatose. La oss se på det.

3

La oss starte med årsakselementet. Hvis angsten var årsaken til primærpsykose i løpet av evolusjonen, og angsten hele tiden er et referansepunkt for primærpsykosen, må den også være årsaken til den primære somatosen.

4.

Spørsmålet oppstår imidlertid hvorfor naturen trenger bortsett fra den primære psykosen også den primære somatosen?

5.

Det første svaret som kommer til tankene nettopp analogt med primærpsykosen, er naturlig at somatose er den andre forsvarsmekanismen mot angsten, og den primære psykosen er den første. Og hvem vet, kanskje kronisk ikke det andre, men først?

Hvordan er dette mulig, hvis dette er mulig?

III

1.

Ser på livet til ville dyr, er jeg alltid overrasket over deres overlevelseskraft. Enten i sibirisk frost eller i tropene, for ikke å nevne tempererte soner, er alle dyrene så perfekt harmonisert med naturen at de nesten aldri blir syke gjennom hele livet. De blir syke bare i alderdommen, og det er det alderdommen hos dyrene er.

2.

I mellomtiden er mannen som den eneste arten blant pattedyr en ekstremt delikat art når det gjelder helse og lider derfor av enhver sykdom og hele tiden gjennom livet. Hvorfor? Til hva? Hva er poenget med det?

3.

Det ser ut til at vi igjen må søke svaret på dette spørsmålet i selve opprinnelsen til den menneskelige arten. Jeg har allerede beskrevet dem ganske omfattende i mine arbeider så langt i sammenheng med evolusjonen av mannens psyke. Og det viser seg at mannens tendens til å bli syk er uventet nært knyttet til spørsmålet om fødselen til den menneskelige psyken!

4.

Jeg beviste avhandlingen mange ganger i arbeidet mitt at Naturen anerkjente angstmutasjonen som ekstremt farlig for dyrene og dermed de menneskelige apene.

 Videre er det bevis for at naturen anså angstmutasjonen som definitivt katastrofal. Hovedårsaken var ikke ødeleggelsen av psyken. Uventet viste angsten seg å være farligere for kroppen som for psyken! For å si det kort, ødeleggelsen av organismen av angsten er nettopp somatosen.

Siden saken går så langt tilbake som den primære psykosen, vil vi derfor bruke fra nå av begrepet primær somatose.

5.

Så hva er egentlig fenomenet primær somatose?

IV

1.

   Vel, angsten i fysisk forstand er en kontinuerlig spontan elektromagnetisk hjernebølgeavgivelse gjennom kontinuerlig stimulering av det sentrale og autonome nervesystemet, påvirker hele kroppen ved frigjøring av nevrotransmittere og endokrine stoffer i blodet.

2.

En slik konstant stimulering (bortsett fra søvn) er uunngåelig ekstremt dyr når det gjelder energi, og dette er hva naturen ikke liker i det lange løp. Energien er uvurderlig for naturen, og det er derfor evolusjonsprosessen betyr å kjempe for fri tilgang til energikildene og begrense å miste den.

3.

 Videre forstyrrer en slik konstant meningsløs

angststimulering av hele organismen løpet av fysiologiske prosesser i alle organer og systemer i organismen, spesielt immunsystemet.

4.

Derfor behøvde naturen ikke å aktivere noen ekstra mekanisme for å eliminere individer med angstmutasjon. De eliminerte seg selv gjennom økt sykelighet, gjennom den primære somatosen.

5.

   Med andre ord er primær somatose en kontinuerlig prosess, utløst av angsten, prosessen med å forstyrre kroppens fysiologiske funksjoner som fører til en reduksjon i organismenes immunitet og følgelig til en sykdom.

V

1.

I motsetning til de absurde tesene i noen psykologiske sirkler har sykdommen aldri vært og vil aldri være en "måte å uttrykke og kommunisere på". I psykisk forstand er sykdom et helt meningsløst fenomen, og å gi det noen psykologiske betydninger er et uttrykk for en total eventyrskriving, så lett praktisert i det ikke-vitenskapelige feltet av den såkalte psykologien til nå.

2.

De menneskelige organiske sykdommene er den første

konsekvensen av angsten. De er den fysiske konsekvensen av angsten, og helt fra begynnelsen skulle de eliminere angstindivider fra evolusjonsløpet og den videre livshistorien på jorden.

Og det var forhold for disse individene å faktisk dø ut som et resultat av sykdomsplagen som rammet dem.

Mekanismen for primær somatose er en felle uten vei ut: angsten forstyrrer de fysiologiske prosessene i hele organismen, og som et resultat avtar dens immunitet.

3.

Dette er grunnen til at alle andre dyr nesten aldri lider av noen sykdommer som lever under ekstreme klimatiske forhold og værforhold, ofte kalde, sultne, overopphetede osv. ... De fysiologiske prosessene i kroppen deres blir ikke forstyrret! Det er derfor verken regn, kulde eller sult er farlig for dem!

4.

  Og mannen er så delikat, så skjør. Noen minutter i regnet og mannen er syk. Noen nyser i nærheten, og mannen er syk ...

5.

La oss forresten avvise myten om en sunn livsstil som er så populær blant de moderne mennesker som en måte å redde helsen deres på. Å unngå alle trusler mot menneskers helse, for eksempel biologiske, kjemiske og fysiske trusler, ville være fornuftig og ville være effektivt, hvis ikke for det faktum at mennesket har en mekanisme av primær somatose innebygd i genene.

VI

1.

Det at vi lever er ikke et resultat av en sunn livsstil fordi den ikke har noen betydning for somatosen.

I så fall, hvorfor lever vi, da vi faktisk er dømt til å forsvinne helt fra begynnelsen av løpet?

Det er bare en forklaring. Det er ... et mirakel bak det!

Hva et mirakel?

Miraklet av primærpsykose.

2.

Rett etter at den primære somatosen dukket opp, startet en uforståelig prosess uventet, nemlig prosessen med å gjøre mentale opplevelser uvirkelige. En slik avrealisering er ikke noe annet enn den primære psykosen!

Og en slik psykose er ikke noe annet enn å komme seg ut av angsten!

Hvordan er dette mulig?

3.

Jeg har allerede beskrevet det fysiske aspektet av angst og av den primære psykosen. Angst er en spontan kontinuerlig utslipp av elektromagnetiske hjernebølger. Det er angsten som forstyrrer den normale fysiologiske funksjonen til alle kroppssystemer. Men for tjue og noen millioner år siden begynner angsten bevisst å formes av hjernen og resultatet er symbolske hjerneutslipp! Våre tanker!

4.

 Dette fantastiske øyeblikket, da hjernen til den første apen begynte den bevisste behandlingen av den fatale angsten til en symbolsk hjernebølge, er et vendepunkt i skjebnen til menneskelige primater og til hele menneskearten.

5.

På dette punktet bør jeg understreke de tre viktigste hendelsene for overlevelse av den dømte menneskearten og deretter for dens fenomenale evolusjonære suksess.

VII

1.

Så den første hendelsen er fremveksten av en hilsen primærpsykose.

Ja, hilsen fordi det stoppet utslipp av angst hjerne bølge som var katastrofal for den primære psyke og for systemene i hele organismen. Denne evnen til å stoppe angstens hjerneutslipp var den andre av disse tre hendelsene.

Og den primitive apen fikk et våpen for å bekjempe angsten. For å overleve måtte hun fortsette og foredle evnen til å avbryte utslippet av angsthjernebølgen. Og denne evnen til å transformere en spontan angstbølge til en nøyaktig modulert hjernebølge er nettopp tenking! Det er den tredje av de tre hendelsene som reddet menneskearten!

2.

Selvfølgelig har alle disse tre hendelsene blitt innskrevet for all tid i genene til vår art, for dette er mekanismen for evolusjonens naturlige utvalg for å fremme disse evolusjonære gevinstene som er gunstige for artens overlevelse.

3.

Angsten og den resulterende primære somatosen var og er den største katastrofen i menneskeartenes historie. Vi ble reddet av den primære psykosen som blokkerte den primære somatosen. Og til slutt å tenke.

4.

Det er takket være denne negative forutsetningen at tenking i form av evolusjon på en elektrifiserende måte, for på bare tjueto millioner år, utviklet seg i en slik grad at den skapte en helt ny dimensjon av eksistens ukjent for naturen, en symbolsk dimensjon.

5.

Bare en negativ forutsetning, dvs. en der motivasjonen for handling er å stikke av fra ubehageligheten og lidelsen, er den letteste å forstå, selv for primitive former for intelligens. Og slik var de menneskelige aperne.

VIII

1.

Vi skylder vår suksess i evolusjonen og deretter suksessen til vår sivilisasjon til dette svinghjulet av fremgang som er på den ene siden angsten og den primære somatosen, og på den andre siden den primære psykosen, tenkningen og avbryter både angst og primær somatose. . Men dette arbeidet må gjøres konstant for å overleve.

2.

Hvis arbeidet med primærpsykose og tenkning bremser, oppstår dessverre den negative effekten av angst igjen.

Angsten betyr en ødeleggelse av psyken og den primære somatosen betyr en ødeleggelse av organismen.

Merk at alle tre mennesketyper, T1h, T2h, T3h, har samme jobb å gjøre med litt forskjellige verktøy. Og så, når det gjelder T1h, har vi bare den primære psykosen som et verktøy. I tilfelle T2h er dette bare AEI. Til slutt har T3h verktøyene i form av AEI og episodisk og somatisk psykose.

3.

Samtidig er det verdt å spørre om episodisk psykose og den somatiske psykosen virkelig er like nyttige i denne menneskelige kampen for å overleve som primærpsykose og AEI.

4.

Merk at begge disse psykosene går utover psyken og forstyrrer funksjonen til organismen, i motsetning til den primære psykosen som bare er begrenset til psyken. Og her er problemet.

5.

Somatiseringen av psykose av T3h-folket er ikke en forsvarsmekanisme mot angst, slik den primære psykosen og AEI er, men det er et tilbakefall til den primære somatosen! Og dette, som jeg skrev før, er mekanismen for organismenes ødeleggelse. Derfor, når det gjelder episodiske og somatiske psykoser av T3h-folket, håndterer vi reaktiveringen av den primære somatosen, og derfor vil vi kalle alle disse psykosene sekundære somatoser.

IX

1.

De episodiske og somatiske psykosene til T3h som fra nå av kalles sekundære somatoser, bør ikke overlates til å løpe. Gjennom psykoterapi bør angstpotensialet til disse menneskene styrkes slik at angstbelastningen ikke oppstår i det hele tatt eller så sjelden som mulig. Dette potensialet er selvfølgelig først og fremst AEI som er problematisk i T3h-folket.

2.

I alle typer menneskehet kan det være kortere eller lengre perioder med angstovervekt over antiangstmekanismene. Og så er det en risiko for reaktivering av den eldgamle mekanismen for primær somatose. Som et resultat av denne prosessen, som jeg allerede har forklart, forstyrres funksjonen til alle kroppssystemer, noe som manifesteres av en reduksjon i kroppens immunitet. T3h-personer er mest utsatt for en slik reaktivering og det derav følgende utseendet av sekundær somatose og T1h-personer minst.

3.

 Og det er verdt å gjenta på dette punktet, det jeg allerede har sagt med andre ord, at dette ikke er patogene faktorer som er ansvarlige for dannelsen av sykdommer, men immuniteten som svekkes av prosessen med sekundær somatose. Og immuniteten, viser det seg, er kontinuerlig modellert hos mennesker etter påvirkning av to motstridende faktorer: angst og anti-angstmekanismer.

4.

Dette er tydelig synlig i måten balansesystemet er formet mellom angsten og de stadig utviklede angstdempende mekanismene i utviklingsperioden, dvs. i barndommen.

  Som vi godt vet er det en periode da barna regelmessig blir syke. Inntil nå pleide vi å tilskrive dette faktum til forskjellige patogener som angivelig ville forårsake barnesykdommer. I mellomtiden kaster teorien min om primærpsykose og primær / sekundær somatose et helt nytt lys på dette fenomenet.

5.

I følge teorien min, som jeg har skrevet mange ganger om den, er barnets psyke gjennom barndommen under angstdempende paraply av primærpsykose. Imidlertid er det ikke en helt pålitelig anti-angstmekanisme (slike mekanismer eksisterer ikke). Derfor, når barnets psyke og organisme blir kronisk utsatt for angst episodiske psykoser, vises reaktiveringene av den primære somatosen, som i tilfelle T3h-mennesker. Derfor kaller jeg disse somatoser sekundære somatoser med varierende grad av somatisering og alvorlighetsgrad. Og så er sekundære barnesomatoser med lav somatisering primært tvangsmessige psykoser, slik som alle besettelser og tvangsaktiviteter. Og sekundære somatoser med moderat og høy somatisering er nesten alle hvis ikke alle sykdommer i barndommen.

X

1.

For millioner av år siden, da angsten dukket opp, det vil si de spontane kontinuerlige elektromagnetiske bølgene i hjernen som helhet, var angsten noe som Naturen ikke visste, og som det ser ut til, ikke ønsket å vite.

2.

　Menneskets historie, som begynner med de første primitive aper til i dag, er historien til hjernen som utøver evnen til å transformere spontane kontinuerlige elektromagnetiske bølger til mål- og presise bølger. Denne øvelsen tok menneskets hjerne mellom tjue og tretti millioner år.

3.

Forresten, litt avvikelse. Folk lurer på om de ervervede ferdighetene med å bruke hjernen, og derfor intelligens, er arvet. Historien om menneskelig hjerneutvikling beviser nettopp det!

4.

Den menneskelige hjerne lærer hele tiden kunsten å forme utslipp av elektromagnetiske bølger, fordi når de sendes ut bevisst og presist, er de et uvurderlig produkt. De er tanker. Og hver neste generasjon arver fra den forrige den tilegnede ferdigheten til denne kunsten.

5.

Således begynte den menneskelige hjerne for mange millioner år siden kunsten å være presis i å sende ut de elektromagnetiske bølgene. Og hjernen vår har mestret denne kunsten i en slik grad at den moderne menneskearten til og med kalles det tenkende mennesket, Homo sapiens. Selvfølgelig er det muligheter for videre utvikling av den menneskelige hjerne.

XI

1.

En av disse mulighetene med store perspektiver for videre hjerneutvikling er moderering av alle kroppens fysiologiske prosesser i hjernen!

Fysisk er dette like mulig som for tjuefem millioner år siden var det fysisk mulig å mestre kunsten å moderere elektromagnetiske bølgeutslipp gjennom hjernen.

2.

Men nå kan ikke hjernen vår moderere de fysiologiske kroppsprosessene, og dessverre tar jeg ikke feil når jeg sier at hvis psyken vår kunne påvirke fysiologiske prosesser, ville sistnevnte følge våre tanker og uttrykte ønsker.

3.

Fysisk er det mulig, men hjernen vår kan ikke gjøre det ennå. Noe som ikke betyr at det ikke vil være noen individer med denne ferdigheten i en mer eller mindre fjern fremtid, eller kanskje det allerede er slike mennesker som mestrer en metode for psykisk trening som tillater kroppens celler moderering av hjernen. For la oss være klare - det er muligheter!

4.

For millioner av år siden dukket de spontane, elektromagnetiske bølgene i hjernen opp som våkner, og den menneskelige hjernen mestret evnen til å forme disse bølgene til bølger som ikke lenger var spontane, men målrettet og presise - symbolbærerne, bare tankene.

5.

En mentalt igangsatt kroppssykdom, dvs. en sykdom som er initiert av angstbelastningen? Påminner ikke dette om de spontane elektromagnetiske bølgene som hjernen vår har lært å moderere over tid? Dette viser mulige muligheter for videre utvikling av menneskelige hjerneferdigheter.

XII

1.

Siden det er mulig for slike sykdommer å eksistere, og vi har vist hvordan det er fysisk mulig, er det mulig å ta et ytterligere skritt. Siden den psykosomatiske sykdommen som sekundær somatose er et analogt fenomen til fenomenet kontinuerlige spontane elektromagnetiske hjernebølger, avslører hjernen i begge tilfeller en ny kvalitet i funksjonen.

2.

For millioner av år siden var denne nye kvaliteten kontinuerlig utslipp av uplanlagte, så å si, meningsløse elektromagnetiske bølger fra hele hjernen.

3.

I det tjuende århundre oppdaget vi en annen kvalitet i hjernens arbeid som kan utvikle seg over tid så vakkert som disse kontinuerlige elektromagnetiske bølgene som er den fysiologiske oversikten over angsten. Denne nyoppdagede kvaliteten på hjernearbeidet er psykosomatiske sykdommer (sekundære somatoser) - et fenomen som ved første øyekast kan virke like meningsløst og meningsløst som angsten.

4.

Men angsten er tankens forfader. I tilfelle sekundære somatoser i sin tur, hvis vi retter utviklingen til den menneskelige hjerne i denne retningen, vil de sekundære somatosene være forfedre til evnen til å kontrollere fysiologiske prosesser av menneskelig bevissthet!

5.

  Selvfølgelig tok det mange millioner år for de spontane kontinuerlige elektromagnetiske hjernebølgene å transformere seg til de menneskelige viljemodererte bølgene som koder for tankeregistreringen

...

XIII

1.

Verken et førmenneskelig eller et menneske jobbet selvfølgelig bevisst for å få denne ferdigheten. Hjernen har alltid trent i dette av seg selv, og den trener hele tiden uten vår vilje. Og det er sannsynligvis hvorfor det tok så mange millioner år å mestre kunsten å moderere de elektromagnetiske bølgene som hjernen sender ut.

2.

Veien fra sekundære somatoser til modererende fysiologiske prosesser vil være mye, mye raskere fordi vi vil være i stand til å forme den bevisst ved hjelp av vår vilje.

3.

Stien fra angsten til tankene var ikke en så rett vei. Faktisk var det ikke en gang, men en vandring av menneskeartene i evolusjonens villmark.

4.

  Sannsynligvis har hjernen testet forskjellige former for funksjon siden angstens utseende, som i lys av min menneskelige psyke-teori er dens definerbare begynnelse som en egen art.

  Angstens spontane kontinuerlige hjernebølger initierte sannsynligvis mange evolusjonsveier. Vi vet ingenting om dem i dag. Det er vanskelig å forestille seg og fantasere om hvordan skjebnen til dette ekstraordinære, men ved første øyekast meningsløse fenomenet angst, kunne ha blitt.

5.

  En ting vi vet er at av de mange mulige stiene som gikk seg vill i den eldgamle forhistorien til den menneskelige arten, har stien til tankene forble som den best egnede og nyttige for at den symbolske dimensjonen skal vises.

  Dessuten har den menneskelige hjerne reist denne veien med full suksess! Den symbolske dimensjonen har nesten blitt et varemerke for vår sjanger. Descartes uttrykte det for mange århundrer siden bare med få nøyaktige ord: "Jeg tror, derfor er jeg."

Forkortelser

AB Angstblokkering

AEA Angst-Emosjonell Alertness

AEI Angst-emosjonell intelligens

CP Syklisk Polysymbolisitet

CS Childishness Syndrome

EP Episodic Psychosis

ESE ekstern selvtillit

ESEx ekstern symbolsk utveksling

gP / S genetisk polysymbolisitet / schizofreni

iP / S indusert polysymbolisitet / schizofreni

ISE intern selvtillit

ISEx Intern symbolsk utveksling

LI Logic Intelligence

NPP Negativ primærpsykose (depresjon)

PSPM Parallel Symbolic Psyche Me

PRNL Program for retur til normalt liv

PSEx parallell symbolsk utveksling

SBM symbolsk hjerne meg

SE selvtillit

SEx symbolsk utveksling

SP Simultan Polysymbolicity

SPM Symbolic Psyche Me

SSPM Sleep Symbolic Psyche Me

T1h menneskehetens type 1 (uten selvavstand til den primære psykosen)

T2h menneskehetens type 2 (med selvdistanse til primærpsykosen)

T3h Type 3 of the Humanity (mellomtype mellom T1h og T2h)

www.ingramcontent.com/pod-product-compliance
Lightning Source LLC
Chambersburg PA
CBHW072030230526
45466CB00020B/1328

CONSIGUE EL ÉXITO CON HÁBITOS INTELIGENTES

DALE PODER A TUS ACCIONES DIARIAS PARA TENER TODO LO QUE QUIERAS

GAMALIEL PRINCE

Primera edición

Año 2020

Prohibida la reproducción parcial o total, por cualquier medio o método, de este libro sin previa autorización del autor.